高等院校医学实验报告本系列

人体寄生虫学实验报告本
Laboratory Report of Human Parasitology

中山大学中山医学院寄生虫学教研室 编

Department of Parasitology，Zhongshan School of Medicine，Sun Yat-sen University Edit

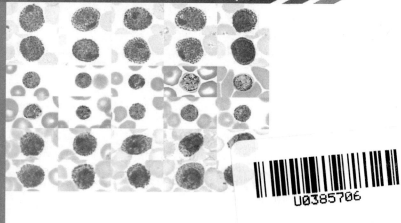

U0385706

姓 名(Name)_____

学 号(Student ID)_____

年 级(Grade)_____

班 别(Class)_____

专 业(Speciality)_____

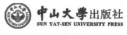

中山大学出版社
SUN YAT-SEN UNIVERSITY PRESS

·广州·

图书在版编目（CIP）数据

人体寄生虫学实验报告本 = Laboratory Report of Human Parasitology：英文/中山大学中山医学院寄生虫学教研室编 . —广州：中山大学出版社，2017.8
（高等院校医学实验报告本系列）
ISBN 978 - 7 - 306 - 06133 - 1

Ⅰ. ①人…　Ⅱ. ①中…　Ⅲ. ①医学—寄生虫学—实验报告—高等学校—教学参考资料　Ⅳ. ①R38 - 33

中国版本图书馆 CIP 数据核字（2017）第 185731 号

Renti Jishengchongxue Shiyan Baogaoben

出　版　人：王天琪
策划编辑：周建华　刘爱萍
责任编辑：谢贞静
封面设计：刘　犇
责任校对：邓子华
责任技编：何雅涛
出版发行：中山大学出版社
电　　话：编辑部电话（020）84111996，84113349，84111997，84110779
　　　　　发行部电话（020）84111998，84111981，84111160
地　　址：广州市新港西路 135 号
邮　　编：510275　　　　传　　真：（020）84036565
网　　址：http://www.zsup.com.cn　E-mail：zdcbs@mail.sysu.edu.cn
印　刷　者：佛山市浩文彩色印刷有限公司
规　　格：787mm×1092mm　1/16　2.5 印张　50 千字
版次印次：2017 年 8 月第 1 版　2024 年 10 月第 6 次印刷
定　　价：15.00 元

实验评分汇总表
Summary Sheet of Experimental Scores

实验序号 Experiment Numbers	评分 Score	备注 Note
实验 1 Experiment 1		
实验 2 Experiment 2		
实验 3 Experiment 3		
实验 4 Experiment 4		
实验 5 Experiment 5		
实验 6 Experiment 6		
实验 7 Experiment 7		
实验 8 Experiment 8		
总　评 Final Grade		

注：实验课全部结束后，请将各实验的评分如实填在表格对应处。

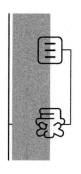

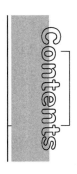

书写要求

实验报告主要包括三种类型：寄生虫形态图的绘制、寄生虫形态图的标注、实验操作或动物实验报告的撰写。作业的具体要求如下：

1. 绘寄生虫形态图

（1）主要是绘虫卵及原虫形态图，要求用铅笔描绘，以点和线构成轮廓图，线条要平滑，不涂阴影，不涂彩色，可利用点的疏密来表示虫体的立体感。注意要描出形态和大小的比例，绘出特征，力求真实准确。

（2）彩色的标本（如疟原虫）一般要求绘彩图，按标本的实际颜色绘制，也可用红蓝铅笔描绘。

（3）绘图完毕，用平行线标注结构特点。

2. 标注寄生虫形态图

要求观察标本后用平行线在寄生虫的形态图上标注主要部位的名称。

3. 实验操作或动物实验报告

要求实验报告包括如下几方面的内容：实验目的和实验原理、实验方法（步骤）、实验结果、实验结果分析（讨论）。

Guidelines for Laboratory Report

Laboratory report mainly consists of three types: drawing parasitic morphologies, labeling parasitic structures, and reports on experimental operations or animal experiments.

1. Drawing Parasitic Morphologies

Use a pencil to create point-and-line drawings and label the major structures. Attention should be paid to the morphology, proportions, and characteristics of the parasites.

2. Labeling Parasitic Morphologies

After observing the specimen, use parallel lines to label the names of the main parts on the parasitic morphology diagram.

3. Reports on Experimental Operations or Animal Experiments

The experimental report should include four parts: Objective and principle, Materials and methods, Results and Discussion.

实验一　华支睾吸虫和布氏姜片吸虫
Experiment 1　*Clonorchis sinensis & Fasciolopsis buski*

报告日期：20 ＿＿年＿＿月＿＿日

Date：＿＿＿＿＿＿＿＿＿＿＿＿＿＿＿

华支睾吸虫（*Clonorchis sinensis*）

1. 标注成虫形态图（Label the adult worm of *Clonorchis. sinensis*）

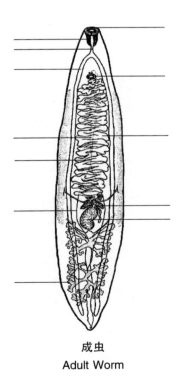

成虫
Adult Worm

2. 绘虫卵形态图 （Draw and label the egg of *Clonorchis. sinensis*）

虫卵
Egg

3. 快速 ELISA 法检测华支睾吸虫感染实验报告（Experimental report on the detection of *Clonorchis sinensis-specific* antibodies by Fast-ELISA）

布氏姜片吸虫 （*Fasciolopsis buski*）

1. 标注成虫形态图 （Label the adult worm of *Fasciolopsis. buski*）

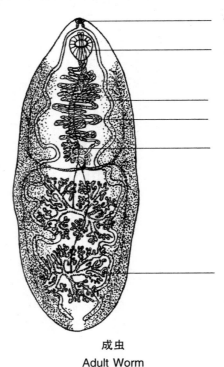

成虫
Adult Worm

2. 标注虫卵形态图 （label the egg of *Fasciolopsis. buski*）

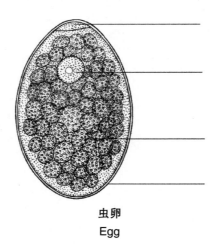

虫卵
Egg

实验二 卫氏并殖吸虫和日本血吸虫
Experiment 2 *Paragonimus westermani* & *Schistosoma japonicum*

报告日期：20 ＿＿＿年＿＿＿月＿＿＿日

Date：＿＿＿＿＿＿＿＿＿＿＿＿＿＿＿＿＿

卫氏并殖吸虫（*Paragonimus westermani*）

1. 标注成虫形态图 （Label the adult worm of *Paragonimus. westermani*）

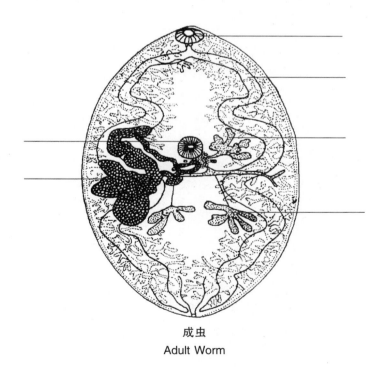

成虫
Adult Worm

2. 标注虫卵形态图 （Label the egg of *Paragonimus. westermani*）

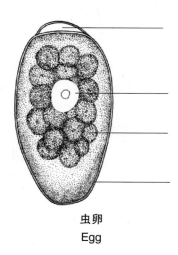

虫卵
Egg

日本血吸虫（*Schistosoma japonicum*）

1. 标注成虫形态图（Label the adult worm of *Schistosoma. japonicum*）

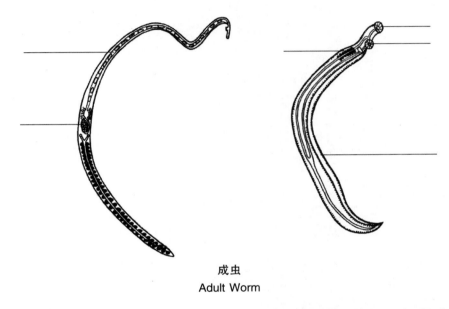

成虫
Adult Worm

2. 绘虫卵形态图（Draw and label the egg of *Schistosoma. japonicum*）

虫卵
Egg

3. 解剖感染日本血吸虫小鼠实验报告（Experimental report on dissecting mice infected with *Schistosoma japonicum*）

实验三　绦虫
Experiment 3　Cestode

报告日期：20 ＿＿＿年＿＿月＿＿日

Date：＿＿＿＿＿＿＿＿＿＿＿＿＿＿＿

猪带绦虫和牛带绦虫（*Taenia solium & Taenia saginata*）

1. 绘带绦虫虫卵形态图（Draw and label the egg of *Taenia*）

虫卵
Egg

2. 标注猪带绦虫头节形态图（Label the scolex of *Taenia. solium*）

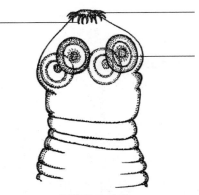

猪带绦虫头节
Scolex of *Taenia. solium*

3. 标注猪带绦虫和牛带绦虫孕节形态图（Label the gravid proglottids of *Taenia. solium* and *Taenia. saginata*, respectively）

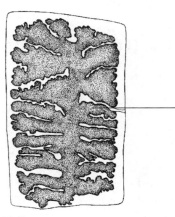

_____孕节

每侧子宫分支数是： _____

Gravid proglottid of _____

The number of lateral branches of the uterus on each side： _____

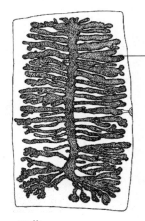

_____孕节

每侧子宫分支数是： _____

Gravid proglottid of _____

The number of lateral branches of the uterus on each side： _____

细粒棘球绦虫（*Echinococcus granulosus*）

标注细粒棘球绦虫原头蚴形态图 （Label the protoscolex of *Echinococcus. granulosus*）

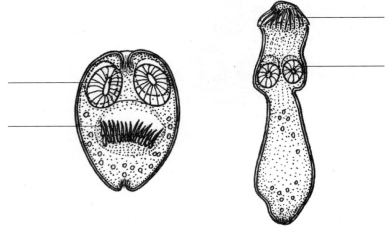

原头蚴

Protoscolex of *Echinococcus. granulosus*

实验四　线虫
Experiment 4　Nematode

报告日期：20 ____年____月____日

Date：_____

蛔虫（*Ascaris lumbricoides*）

1. 绘受精蛔虫卵形态图（Draw and label a fertilized egg of *Ascaris. lumbricoides*）

受精蛔虫卵

Fertilized egg of *Ascaris. lumbricoides*

2. 标注未受精蛔虫卵形态图 （Label the unfertilized egg of *Ascaris. lumbricoides*）

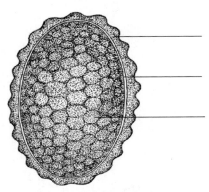

未受精蛔虫卵
Unfertilized egg of *Ascaris. lumbricoides*

钩虫（Hookworm）

1. 绘虫卵形态图（Draw and label the egg of hookworm）

钩虫卵

Egg of hookworm

2. 标注十二指肠钩虫和美洲钩虫的口囊（Label the buccal capsules of *Ancylostoma. duodenale* and *Necator. americanus*）

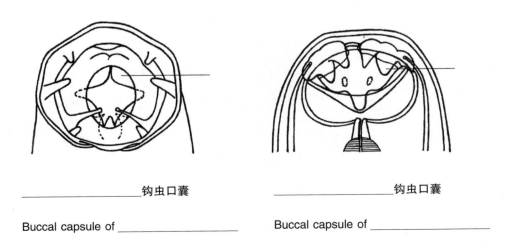

_____钩虫口囊   _____钩虫口囊

Buccal capsule of _____   Buccal capsule of _____

鞭虫（*Trichuris trichiura*）

标注鞭虫卵形态图（Label the egg of *Trichuris. trichiura*）

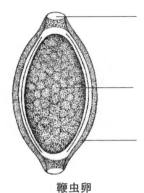

鞭虫卵
Egg of *Trichuris. trichiura*

蛲虫（*Enterobius vermicularis*）

标注蛲虫卵形态图（Label the egg of *Enterobius. vermicularis*）

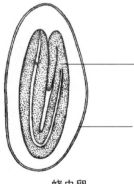

蛲虫卵
Egg of *Enterobius. vermicularis*

丝虫（Filaria）

标注班氏微丝蚴和马来微丝蚴形态图 （Label the microfilariae）

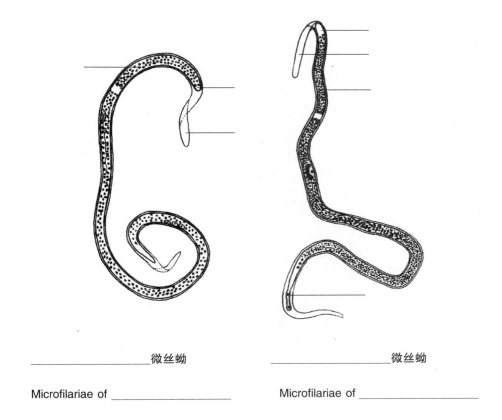

_____微丝蚴

Microfilariae of _____

_____微丝蚴

Microfilariae of _____

旋毛虫 (*Trichinella spiralis*)

1. 绘旋毛虫幼虫囊包图 (Draw and label the encapsulated larvae of *Trichinella. spiralis*)

旋毛虫幼虫囊包

Encapsulated larvae of *Trichinella. spiralis*

2. 旋毛虫动物感染和解剖实验报告（Experimental report on dissecting mice infected with *Trichinella spiralis*）

实验五 溶组织内阿米巴和结肠内阿米巴
Experiment 5 *Entamoeba histolytica & Entamoeba coli*

报告日期：20 ____年____月____日

Date：_____

1. 标注溶组织内阿米巴滋养体形态图（ Label the trophozoite of *Entamoeba histolytica* ）

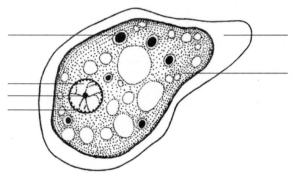

溶组织内阿米巴滋养体

Trophozoite of *Entamoeba histolytica*

2. 绘溶组织内阿米巴包囊形态图（Draw and label the cyst of *Entamoeba histolytica*）

溶组织内阿米巴包囊

Cyst of *Entamoeba histolytica*

3. 标注结肠内阿米巴包囊形态图 （Label the cyst of *Entamoeba coli*）

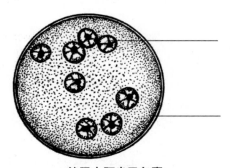

结肠内阿米巴包囊
Cyst of *Entamoeba coli*

报告日期：20 ＿＿年＿＿月＿＿日

Date：＿＿＿＿＿＿＿＿＿＿＿＿＿＿＿＿

1. 绘制间日疟原虫红内期虫体（环状体、滋养体、裂殖体和配子体）及恶性疟原虫环状体、配子体期形态图（Draw and label the ring form, trophozoite, schizont and gametocyte of *Plasmodium vivax*. In addition, draw and label the ring form and gametocyte of *Plasmodium falciparum*）

间日疟原虫
Plasmodium vivax

恶性疟原虫
Plasmodium falciparum

环状体
Ring form of *Plasmodium vivax*

环状体
Ring form of *Plasmodium falciparum*

滋养体

Trophozoite of *Plasmodium vivax*

裂殖体

Schizont of *Plasmodium vivax*

配子体

Gametocyte of *Plasmodium vivax*

配子体

Gametocyte of *Plasmodium falciparum*

2. 人工感染鼠疟原虫及血涂片检查结果实验报告（Experimental report on *Plasmodium berghei* infection in mice and post – infection blood smear examination）

实验七　机会性致病原虫和鞭毛虫
Experiment 7　Opportunistic pathogenic protozoa & Flagellates

报告日期：20 ＿＿＿年＿＿＿月＿＿＿日

Date：＿＿＿＿＿＿＿＿＿＿＿＿＿＿＿＿＿

刚地弓形虫 （*Toxoplasma gondii*）

标注刚地弓形虫形态图（Label the macrophage containing pseudocyst, tachyzoites and tissue cyst of *Toxoplasma. gondii*)

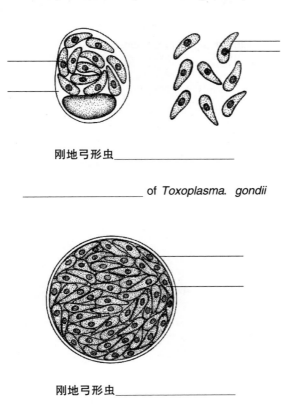

刚地弓形虫＿＿＿＿＿＿＿＿＿＿＿＿＿＿＿＿＿

＿＿＿＿＿＿＿＿＿＿＿＿＿＿ of *Toxoplasma. gondii*

刚地弓形虫＿＿＿＿＿＿＿＿＿＿＿＿＿＿＿＿＿

＿＿＿＿＿＿＿＿＿＿＿＿＿＿ of *Toxoplasma. gondii*

杜氏利什曼原虫（*Leishmania donovani*）

标注无鞭毛体形态图（Label the macrophage containing amastigotes and an isolated amastigote of *Leishmania donovani*）

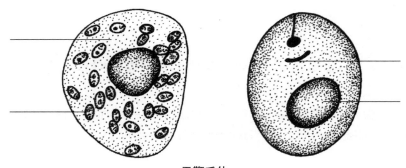

无鞭毛体

Amastigote of *Leishmania donovani*

蓝氏贾第鞭毛虫 (*Giardia lamblia*)

1. 绘蓝氏贾第鞭毛虫滋养体形态图 (Draw and label the trophozoite of *Giardia lamblia*)

滋养体

Trophozoite of *Giardia lamblia*

2. 标注蓝氏贾第鞭毛虫包囊形态图 (Label the cyst of *Giardia lamblia*)

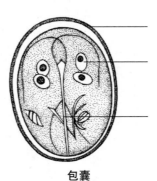

包囊

Cyst of *Giardia lamblia*

阴道毛滴虫（*Trichomonas vaginalis*）

标注阴道毛滴虫滋养体形态图（Label the trophozoite of *Trichomonas vaginalis*）

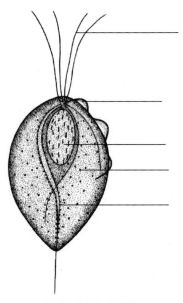

阴道毛滴虫滋养体
Trophozoite of *Trichomonas vaginalis*

实验八　医学节肢动物
Experiment 8　Medical arthropod

报告日期：20 ____ 年 ____ 月 ____ 日

Date：_____

蚊、蝇、螨等医学节肢动物
（Mosquitoes，flies，mites，and other medical arthropods）

1. 如何鉴别按蚊属、库蚊属、伊蚊属的蚊虫？（How can one distinguish between mosquitoes belonging to the genera *Anopheles*，*Culex*，*and Aedes*？）

2. 写出蝇与传病有关的形态、生态要点（Describe the morphological and ecological characteristics of the fly which relate to disease transmission）

（1）

（2）

（3）

（4）

3. 蠕形螨检查实验报告（Experimental report on self-checking *Demodex*）

4. 蚊虫饲养实验报告（Mosquito Rearing Experimental Report））

实验目的

实验材料

实验步骤

观察与记录

日期	温度	孵化	蚊卵数量	幼虫数量（孵化后第4天）	蛹出现时间	成蚊出现时间	是否出现大量幼虫死亡	备注

结果分析与讨论